广东省科技厅科技创新普及专题项目
（项目编号：2020A1414040008）资助

● 关注身体健康　● 远离鼻咽癌

鼻咽癌预防手册

严岳　主编

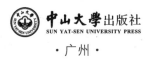

·广州·

版权所有　翻印必究

图书在版编目（CIP）数据

鼻咽癌预防手册/严岳主编.—广州：中山大学出版社，2022.7
ISBN 978-7-306-07580-2

Ⅰ.①鼻… Ⅱ.①严… Ⅲ.①鼻咽癌—预防（卫生）—手册 Ⅳ.①R739.630.1-62

中国版本图书馆CIP数据核字（2022）第113166号

出 版 人：王天琪
策划编辑：曾育林
责任编辑：曾育林
封面设计：曾　斌
责任校对：梁嘉璐
责任技编：靳晓虹
出版发行：中山大学出版社
电　　话：编辑部020-84113349，84110776，84110283，84110779，84111996
　　　　　发行部020-84111998，84111981，84111160
地　　址：广州市新港西路135号
邮　　编：510275　　传　真：020-84036565
网　　址：http://www.zsup.com.cn　E-mail：zdcbs@mail.sysu.edu.cn
印 刷 者：佛山市浩文彩色印刷有限公司
规　　格：880 mm×1230 mm　1/32　2.125印张　100千字
版次印次：2022年7月第1版　2022年7月第1次印刷
定　　价：15.00元

如发现本书因印装质量影响阅读，请与出版社发行部联系调换

前 言

我国是鼻咽癌的高发国家之一,流行病学数据表明,全世界约80%的鼻咽癌发生在我国。在医学界,鼻咽癌被冠以"广东瘤"的俗称,由此可见其具有明显的地域性,这刺痛着每一位医务工作者和科普工作者的心。近年来,在政府的大力支持下,经过医务工作者和广大群众的共同努力,广东在鼻咽癌的早诊、早治、降低发病率和死亡率等方面取得了一定成效;但中山、肇庆等地区的发病率仍居高不下,而且鼻咽癌患者首次就诊时,局部晚期的比例还是非常高,这提示目前鼻咽癌科普工作还存在一些局限性。

一直以来,鼻咽癌的科普方式主要依靠广播宣传、张贴海报、口耳相传,传播效率较低,趣味性、可读性不强,造成科普效果大打折扣。为有效克服这些弊端,更好地适应新媒体时代的传播需求,我们应创作出趣味性更强、传播效率更高的科普作品,而动漫作为一种集文学、艺术、影视、科技等多个领域于一体的综合艺术表现形式,具有生动、形象等特点,降低了公众对科学知识的理解难度,缩短了公众与科学知识之间的距离,提高了科学普及的效果。

本书通过漫画和通俗易懂的文字,生动形象地介绍了什么是鼻咽癌,鼻咽癌的症状,导致鼻咽癌的因素,怎样诊断鼻咽癌,如何预防鼻咽癌,以及如何早期筛查鼻咽癌等鼻咽癌防控知识。希望本书能提高中山、肇庆等地区民众对鼻咽癌早诊早治的意识,降低首诊局部晚期比例,提高患者生存质量,使鼻咽癌防治观念更加深入人心,切实推动早诊早治工作更有效地开展和落地。

目 录

一 什么是鼻咽癌 / 1
　　漫话之鼻咽癌有哪些症状 / 2

二 鼻咽癌的好发地在哪里 / 7

三 鼻咽癌的死亡率有多高 / 9
　　漫话之抠鼻会导致鼻咽癌吗 / 10

四 鼻咽癌发生的危险因素有哪些 / 17
　　1. EB 病毒感染 / 17
　　2. 遗传因素 / 18
　　3. 生活习惯 / 19
　　4. 环境因素 / 22
　　漫话之鼻咽癌的病因有哪些 / 23

五 鼻咽癌能预防吗 / 27
　　漫话之如何预防鼻咽癌 / 30

如何发现早期鼻咽癌 / 34

1. EB 病毒血清学抗体检测 / 34
2. EB 病毒 DNA 载量检测 / 36
3. 间接鼻咽镜和内窥镜检查 / 38
4. 影像学检查 / 40
5. 病理检查 / 41
6. 液体活检 / 42
7. 鼻咽癌基因检测 / 45

哪些人是鼻咽癌高危人群 / 49

去哪里做鼻咽癌筛查 / 50

1. 中山大学肿瘤防治中心（中山大学附属肿瘤医院、中山大学肿瘤研究所）/ 50
2. 中山市人民医院（中山大学附属中山医院）/ 50
3. 江门市中心医院（中山大学附属江门医院）/ 51
4. 肇庆四会市肿瘤研究所 / 51
5. 广西医科大学附属肿瘤医院（广西壮族自治区肿瘤医院、广西壮族自治区肿瘤防治研究所、广西医科大学肿瘤医学院）/ 51
6. 海南省肿瘤医院（海南省肿瘤防治中心、天津市肿瘤医院海南分院、海南医学院附属肿瘤医院）/ 52

7. 湖南省肿瘤医院（湖南省癌症医学中心、湖南省肿瘤防治研究所、湖南省肿瘤防治研究办公室）/ 52

8. 福建省肿瘤医院 / 52

9. 江西省肿瘤医院（江西省肿瘤研究所、江西省第二人民医院、江西省癌症中心、南昌大学附属肿瘤医院）/ 53

10. 湖北省肿瘤医院（湖北省肿瘤研究所、华中科技大学同济医学院附属肿瘤医院）/ 53

11. 四川省肿瘤医院（四川省肿瘤研究所暨四川省第二人民医院、四川省癌症防治中心、电子科技大学医学院附属肿瘤医院）/ 54

漫话之哪些人需要重点筛查鼻咽癌 / 55

一　什么是鼻咽癌

鼻咽癌是一种常见的鼻咽部黏膜上皮的恶性肿瘤，好发于鼻咽顶部和侧壁。据2020年的统计数据显示，全球鼻咽癌新发病例共133354例，死亡80008例。40~60岁为鼻咽癌发病的高峰期，且近年来鼻咽癌的发病有年轻化的趋势。早期鼻咽癌常出现回吸涕带血或所擤鼻涕带血的症状，随着瘤体的增大可引起鼻孔阻塞导致鼻塞；当压迫咽鼓管咽口时，可引起同侧耳鸣、耳闷及中耳积水，导致出现听力下降等症状；发生颈部淋巴结转移时，形成颈部肿块；晚期鼻咽癌颅内转移，出现偏头痛、复视、面部麻木等症状。鼻咽位置与鼻咽癌见图1-1。

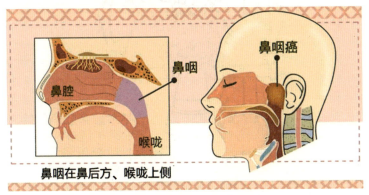

图1-1　鼻咽位置与鼻咽癌

漫话之鼻咽癌有哪些症状

有些人在出现鼻塞、流鼻血等症状后，常会怀疑自己患了鼻咽癌。提高鼻咽癌症的防控意识是对的，但也不必过度恐慌和焦虑。那么，鼻咽癌的症状有哪些呢？

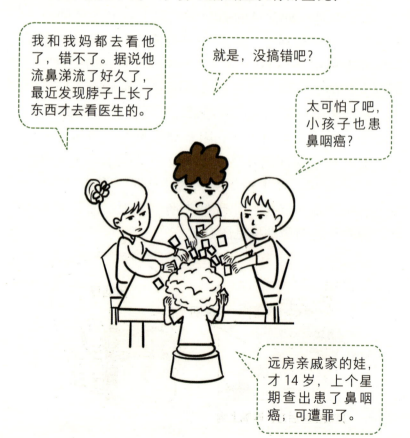

一　什么是鼻咽癌

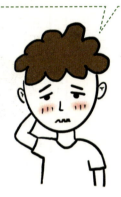

我平时也总流鼻涕，我以为是鼻炎呢，都没放心上……这么说，难道我也患了鼻咽癌？

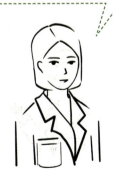

莫恐慌，常见的流鼻涕是由过敏性鼻炎、鼻窦炎、感冒等引起的。鼻咽癌可有流涕的表现，但通常是涕血（即吸鼻时"痰"中带血）。如果单纯流清鼻涕，那就不必太担心，如果实在不放心，可以做进一步检查。

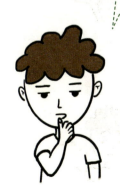

那我稍微放心点了。我没有涕血，只是流清鼻涕，常常连着打喷嚏、流眼泪……请问可以介绍一下鼻咽癌吗？

鼻咽癌主要有以下临床症状：
1. 涕血和鼻出血
肿瘤位于鼻咽顶后壁者，用力回吸时，轻者可引起涕血，重者可致鼻出血。

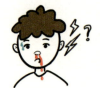

涕血和鼻出血很常见，约占初发症状的30%，确诊时有将近80%的患者有此症状。

2. 鼻塞
当肿瘤长大到一定程度时，堵塞鼻孔后，可出现鼻塞，尤其在肿瘤并发感染、水肿时鼻塞症状更加明显。这种鼻塞和感冒时的鼻塞不同，会持续存在，甚至会逐渐加重。

这边的鼻孔就像是装饰品，完全呼吸不了

鼻塞约占鼻咽癌初发症状的16%，确诊时约48%的患者有鼻塞症状。

3. 耳鸣、听力下降
中耳和鼻咽之间有一条暗道，名叫"咽鼓管"。

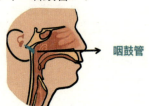

咽鼓管

靠近这条暗道的鼻咽肿瘤，常浸润、压迫咽鼓管开口，导致耳鸣、听力下降等类似中耳炎的症状和体征。

耳朵里像有只小蜜蜂在"嗡嗡嗡"地叫

值得重视的是，耳鸣的症状很常见，原因也很多。鼻咽癌导致的耳鸣和听力下降，往往同时出现、单侧多见，并呈间接性、反复出现的特点。

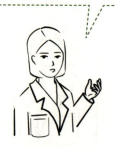

一 什么是鼻咽癌

4. 头痛

当鼻咽肿瘤侵犯颅底，或者颈部淋巴结肿大压迫颈内静脉致回流障碍时，可引起头痛，临床上常表现为持续性痛。

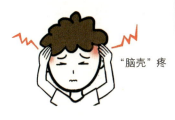
"脑壳"疼

鼻咽癌导致的头痛，以头两侧、头顶、后脑勺多见。

5. 脑神经损害症状

鼻咽癌在向周围浸润的过程中，容易损害脑神经，临床上常见多对脑神经相继或同时受累。

肿瘤侵犯三叉神经，致面部麻痹。

咋回事，半边脸没感觉了

鼻咽癌患者三叉神经损害出现面部麻痹症状者高达50%。

肿瘤侵犯外展神经，可引起患者眼球外展障碍，出现内斜视及视物重影。

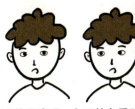

右眼外展障碍：向正前方看时，右眼内收；向右侧看时，右眼不能向右转

由于外展神经行程很长，又位于鼻咽癌最常浸润的区域，因此外展神经的受损率很高，是最常受累的脑神经之一。

肿瘤侵犯动眼神经，可引起上眼睑下垂、不能睁眼等症状。鼻咽癌引起的动眼神经受损率约为10%。

6. 颈部淋巴结肿大

颈部淋巴结肿大是鼻咽癌最常见的初发症状，约40%的患者是因为发现颈部肿块而就诊，多表现为无痛、质硬，早期可活动，晚期与皮肤组织粘连而固定。

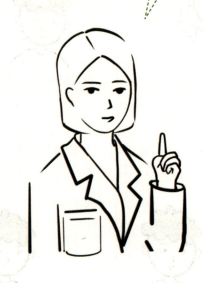

如果出现耳鸣、耳闷、听力下降、反复中耳炎、涕血、流鼻血、颈部包块、头痛、复视、眼球不能外展、面部麻痹等症状，切莫大意，尤其是鼻咽癌高风险地区人群，要考虑患鼻咽癌的可能，应及时到医院诊治。

二 鼻咽癌的好发地在哪里

尽管在全球范围内鼻咽癌不属于常见恶性肿瘤，但其发病率具有明显的地域分布特征，地区分布极不均衡。其在北非和东南亚地区属于常见肿瘤，在美洲、欧洲、大洋洲国家却很少见。其主要高发于我国华南地区，东南亚及非洲北部、中东部、西北部的一些国家和地区。据2018年的数据统计，鼻咽癌世界标准人口标化（以下简称"世标化"）发病率排名前五的东南亚国家依次为文莱（9.9/10万）、马尔代夫（6.7/10万）、新加坡（6.7/10万）、印度尼西亚（6.6/10万）、马来西亚（6.3/10万）；非洲有15个国家鼻咽癌世标化发病率超过1/10万，其中排名前三的国家为阿尔及利亚（3.2/10万）、肯尼亚（3.2/10万）、摩洛哥（2.2/10万）。鼻咽癌的发病年龄大多在40~60岁之间，男性多于女性。

鼻咽癌的发病率在我国呈现出南高北低的地域差异，我国南方沿海地区鼻咽癌的发病率位居世界前列，我国鼻咽癌的城市和农村世标化发病率无明显差异。根据2013年国内255个癌症登记处统计的数据，在中国7个行政区域中，华南地区鼻咽癌发病率最高，其次是西南、华中、华东、西北、东北、华北地区。值得注意的是，华南地区的世标化发病率（9.69/10万）是位居第二的西南地区（2.85/10万）的3.4倍。粗发病率排名前十的省（自治区、直辖市）分别为广西（11.16/10万）、广东（10.38/10万）、湖南（5.38/10万）、江西（5.08/10万）、海南（3.90/10万）、福建（3.87/10万）、四川（3.21/10万）、西藏（3.15/10万）、重庆（3.12/10万）、湖北（3.04/10万）；发病率排名前十的地区为广西苍梧（26.95/10万）、广东四会（20.91/10万）、江西龙南（16.04/10万）、广东中山（14.31/10万）、广东南雄（11.79/10万）、广东江门（11.54/10万）、广西北流（11.24/10万）、湖南麻阳（10.94/10万）、广西扶绥（10.92/10万）、广西合浦（10.34/10万）。据2013年的数据统计，我国鼻咽癌发病率排名前十的省（自治区、直辖市）见图2-1。

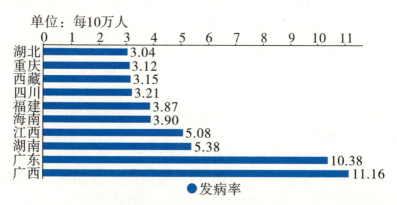

图2-1 我国鼻咽癌发病率排名前十的省（自治区、直辖市）

鼻咽癌具有家族聚集现象，有数据显示，21.6%的鼻咽癌患者有肿瘤家族史，12.3%的鼻咽癌患者有鼻咽癌家族史。此外，鼻咽癌发病还具有明显的种族易感性。广东省内有三大民系（广府人、潮汕人及客家人）。广府人多居住在珠江三角洲和西江流域（即肇庆、佛山和广州等地区），操粤语；客家人多居住在梅州地区，操客家话；潮汕人多居住在汕头，操潮汕方言。广府人的鼻咽癌发病率约是客家人、潮汕人的2倍。

鼻咽癌的死亡率有多高

据2013年的数据统计,全球鼻咽癌世标化死亡率为1.08/10万,我国鼻咽癌世标化死亡率为1.57/10万。男性鼻咽癌世标化死亡率明显高于女性,城市略高于农村。在中国7个行政区域中,华南地区鼻咽癌世标化死亡率明显高于其他地区,华北地区最低。死亡率分别从25~29岁和35~39岁年龄段迅速上升,在不同年龄达到峰值,并因地点而异。粗死亡率排名前十的省(自治区、直辖市)分别为广西(5.16/10万)、广东(5.06/10万)、海南(3.27/10万)、湖南(2.88/10万)、江西(2.53/10万)、贵州(2.40/10万)、福建(2.08/10万)、四川(1.52/10万)、上海(1.38/10万)、湖北(1.25/10万);死亡率排名前十的地区为广东四会(14.28/10万)、湖南麻阳(13.06/10万)、广西苍梧(11.22/10万)、广东中山(8.48/10万)、江西龙南(7.79/10万)、广西扶绥(6.98/10万)、广东江门(6.34/10万)、广西合浦(5.81/10万)、广西北流(4.50/10万)、广东南雄(4.32/10万)。我国鼻咽癌死亡率排名前十的省(自治区、直辖市)见图3-1。

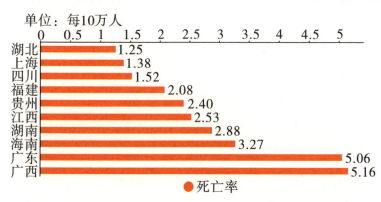

图3-1 我国鼻咽癌死亡率排名前十的省（自治区、直辖市）

漫话之抠鼻会导致鼻咽癌吗

生活除了诗和远方，还有抠鼻……

对我来说，抠鼻和吃饭一样重要。不吃饭，会饿死；不抠鼻，会憋死。

你这傻儿子，赶紧住手。我看你是不要命了！隔壁的老王就是因为整天抠鼻子而患了鼻咽癌！

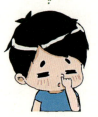
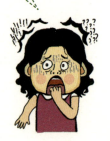

三 鼻咽癌的死亡率有多高

经常抠鼻会患鼻咽癌吗？

鼻咽癌？怎么破，我要死了……

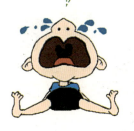

鼻咽癌的三大高危因素是：
EB 病毒感染;
长期摄入亚硝酸盐含量高的食物;
鼻咽癌家族史。
目前尚无证据证明抠鼻可诱发鼻咽癌。

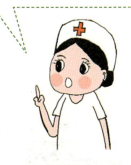

EB 病毒是一种可致癌的病毒，其主要传播途径为经口密切接触传播，也可经输血传播，和经飞沫传播。

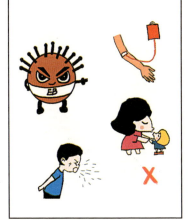

话说回来，虽然当前无证据表明抠鼻可感染 EB 病毒，但是如果在抠鼻前，手不慎沾染上 EB 病毒感染者的唾液、痰液或者血液等，接着抠鼻或触碰口腔，尤其当鼻、口有黏膜损伤时，也是有可能感染 EB 病毒的。

哪怕这个概率极小，也应当重视！

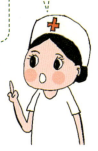

鼻腔到底有什么作用呢？

由于鼻腔与外界相通，呼吸的时候，环境中的病毒、真菌、螨虫、雾霾颗粒等也一同被吸入。

有资料显示，鼻腔是人体最脏的器官，有 10000 多种细菌群。

它比马桶脏 400 倍，而手比马桶脏 5 倍。

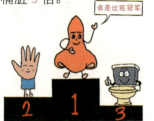

鼻毛可以阻拦尘埃等较大异物，打喷嚏可以将异物清除出去。

鼻黏膜的纤毛运动可以把黏附在鼻黏膜的微尘粒和微生物推送至鼻咽部，然后经咳痰吐出或被吞下后经消化道排出。

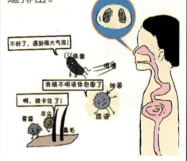

抠鼻到底有哪些危害呢？

1. 导致鼻出血

鼻腔血供丰富。

指甲太过锋利，或者抠鼻太用力，一旦抠破鼻腔内的血管，可导致流鼻血，万一损伤了鼻中隔动脉，可诱发大出血。

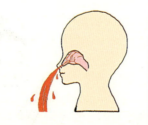

2. 引发感染

如前所述，手比马桶还脏，携带病原菌极多。

抠鼻时，手上的病原菌容易被带入鼻腔。经常抠鼻，也容易损伤外鼻部皮肤和鼻腔黏膜，导致鼻前庭发炎、鼻部疖肿。

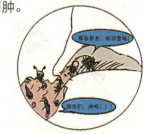

三　鼻咽癌的死亡率有多高

同理，抠鼻也会增加新型冠状病毒感染的概率。
因为新型冠状病毒同样可以通过飞沫和接触传播。
这意味着，如果手上不慎沾染上新型冠状病毒，接着去抠鼻，也有可能被感染。

再者，反复过度抠鼻，会导致鼻毛变得稀少，而鼻毛作为鼻腔的重要防御工具，一旦减少，病原菌入侵更加畅通无阻，进而大大增加上、下呼吸道感染的风险。

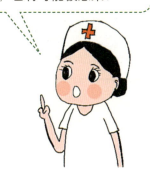

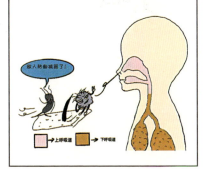

此外，由于鼻子位于"危险三角区"内，抠鼻引起的局部感染一旦蔓延，可经静脉逆行至颅内，进而可导致颅内感染的严重后果，甚至危及生命。

3. 影响形象

抠鼻成为习惯后，许多人在公众场合也会情不自禁地抠鼻，旁若无人，熟练地"一挖二搓三弹"，让人见到就心生嫌弃。

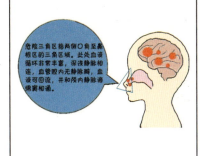

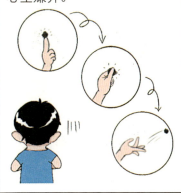

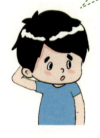
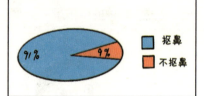

鼻屎天天有，不抠会不会被堵得无法呼吸？

抠鼻虽然不文雅，但却是大多数人存在的现象。
据不完全统计，人群中有抠鼻习惯的高达91%。

相对于即兴徒手抠鼻，以下三种替代方法更安全、科学，尤其特别适用于"抠抠不休"的人。

徒手版：

STEP 1：修剪指甲，磨圆润些。

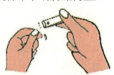

STEP 2："七步洗手法"洗手。

掌心相对，互搓　掌心搓手指　十指交叉搓　两手互勾搓指背

   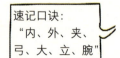

手握拇指搓揉　指头并拢于掌心搓揉　搓洗手腕

速记口诀：
"内、外、夹、弓、大、立、腕"

STEP 3：找个无人的地儿，轻轻抠，"战利品"不要即兴乱弹，用纸巾包好丢入垃圾桶里。

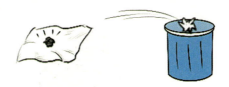

入门版：

STEP 1：准备工具（无菌棉签和生理盐水）。

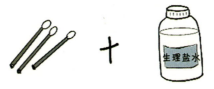

STEP 2：无菌棉签蘸取少量生理盐水代替手指，视情况在鼻腔里"捣鼓"几下，用过的棉签同样不要乱扔，要投入垃圾桶。

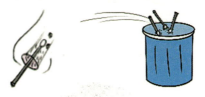

专业版：

此外，市场上还有专门用于清洗鼻腔的洗鼻器，更适用于鼻炎、鼻窦炎患者的鼻部护理。

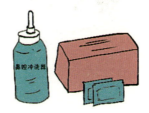

以上三种方法，相对简单、方便、经济，足以满足大多数人的需求。健康无小事，关爱鼻子，让我们养成正确"抠鼻"的良好习惯吧！

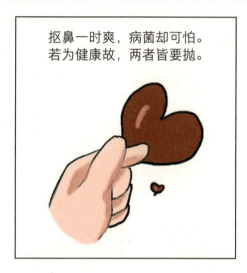

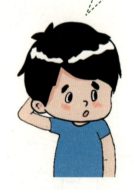

四 鼻咽癌发生的危险因素有哪些

鼻咽癌的病因仍未完全清楚，目前认为病毒、遗传与环境在鼻咽癌病因学中起着重要作用。

1. EB 病毒感染

非角化性鼻咽癌是我国鼻咽癌的主要类型，占95%以上，而几乎所有的非角化性鼻咽癌都存在EB病毒感染，因此，EB病毒是公认最关键的鼻咽癌致病因素。病毒携带者和患者是EB病毒的传染源，传播途径有输血传播和飞沫传播，而经口密切接触为最主要的传播途径。EB病毒进入口咽后感染上皮细胞和B细胞，呈潜伏状态，一旦受到内源性或外源性因素刺激而裂解激活，EB病毒就会大量地表达，产生大量病毒克隆片段，整合到机体宿主细胞DNA上，使宿主细胞发生转化，最终导致癌变。

EB病毒感染在全球人群中广泛存在，而鼻咽癌仅在我国华南地区等高发，EB病毒是否在不同区域上也存在差异？有学者专门对此做了研究，在鼻咽癌高发区发现了与鼻咽癌发病风险高度相关的EB病毒高危亚型（nature genetics，2019；virus evolution，2021）。EB病毒高危亚型在鼻咽癌高发区健康人群中的感染率约为50%，但其在鼻咽癌患者中的感染率高达80%以上。同时，EB病毒高危亚型在鼻咽癌低发区（如我国北方）人群中的感染率低于5%，在其他低发地区则更为罕见，这提示EB病毒高危亚型感染是鼻咽癌在华南地区高发的主要原因。

2. 遗传因素

"鼻咽癌会不会遗传给下一代？"这是大家非常关心的问题，特别是患者家属经常会有此疑问。可以肯定地说，鼻咽癌不算是遗传性疾病。因为遗传性疾病需符合一定的规律，即可根据遗传规律预测不同性别的患者下一代的发病概率，而鼻咽癌不符合这一规律。可是，正如前文提到的，鼻咽癌有明显的家族聚集现象和种族易感性。在广东地区的一个家族中，祖孙四代的46位亲属，其中有13位患鼻咽癌；2位鼻咽癌患者是一对孪生兄弟，一位住在中国广东，另一位住在美国，但两兄弟同年先后患鼻咽癌。兄弟、姐妹、父子等先后患鼻咽癌的例子在临床工作中并不少见。鼻咽癌虽然不是遗传病，但与遗传还是有一定的关系，这种现象叫作遗传易感性。可以这样理解遗传易感性：这些家族人群的某些遗传物质稳定性比较差，当接触某些致癌物后比较容易发生突变而导致发生癌症；或者说，正常人群在大量致癌物长期作用下才发生癌变，而这些家族人群抵抗致癌物的能力比较差，发生癌变的阈值比较低，可能仅仅接触一点点致癌物便会发生癌变。

四　鼻咽癌发生的危险因素有哪些

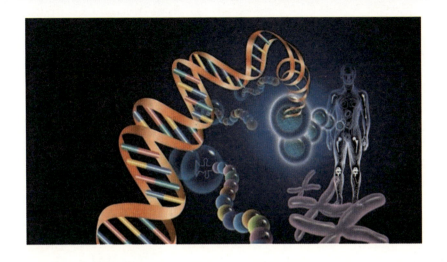

3. 生活习惯

（1）饮食。

20世纪70年代，有学者发现，我国香港特别行政区的疍家人（船民）鼻咽癌发病率特别高，考虑和船民特殊的生活习惯及遗传因素有关。随后进一步研究发现，疍家

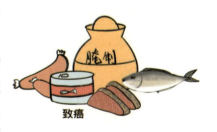

人的咸鱼消耗量比一般陆上居民的多，而且他们有给2岁以内的婴幼儿喂食咸鱼的习惯，这可能是疍家人鼻咽癌高发的原因之一。除了咸鱼，食用其他腌制食品，如咸菜、咸蛋、虾酱、熏肉等，也与鼻咽癌发病风险有相关性。这些食品在腌制过程中均有亚硝酸胺前体物亚硝酸盐。当人的胃液pH为1~3时，亚硝酸盐或硝酸盐（需经细胞还原成亚硝酸盐）可与细胞中的仲胺合成亚硝酸胺类化合物。这些

物质有较强的致癌作用。

与腌制食品作用相反的是，新鲜水果、蔬菜的摄入，具有预防鼻咽癌的作用。摄入足够的水果、蔬菜能显著降低鼻咽癌的发病风险，相反，水果、蔬菜摄入不足会增加发病风险。其中，红色、黄色、深绿色的蔬菜和富含维生素C的柑橘类水果，能显著降低发病风险。

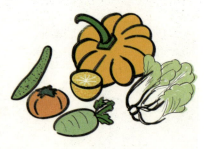

广东居民经常有煲凉茶的习惯，中医认为凉茶能清热解毒。有研究认为，酸枣、枸杞子、党参、黄芪、薏苡仁、土茯苓、巴戟天、白术等中药可以降低鼻咽癌的发病风险，但是关于中草药预防鼻咽癌的作用目前尚存在争议，需要进一步的研究来探讨证明。

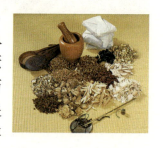

我国的酒文化博大精深，影响深远。饮酒与鼻咽癌发病是否相关尚不明确，但一些专家指出，一直饮酒的或曾经饮酒的人群，比从未饮酒的人群患鼻咽癌的风险高，大量饮酒（不少于7次/周）者可能会增加患鼻咽癌的发病风险。世界卫生组织早有定论，酒精属于一类致癌物。有数据表明，21%的食管癌、22%的肝癌、23%的喉癌和41%的口腔癌均与饮酒相关，并且随着饮酒量的增加，患癌的概率也会增加。当然，个

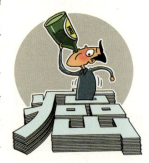

人的饮酒习惯别人无法干涉。但是，在这里我们奉劝大家"饮酒不劝酒"，要知道，既然喝下去的是致癌物，那么就是会损害他人健康的。

（2）吸烟。

吸烟能增加患鼻咽癌的风险（2~6倍），除了主动吸烟人群，被动吸烟（吸"二手烟"）人群患鼻咽癌的风险也会增加。此外，吸烟者年龄越小、烟龄越长、每日吸烟数量越多，相应患鼻咽癌的风险越高。香烟所含的尼古丁是一种致癌物，它可以诱导人体的遗传物质受损，并促使鼻咽黏膜上皮细胞发生癌变。有学者在我国鼻咽癌高发区（广东）和低发区（山西）做过调查，发现吸烟是EB病毒激活的重要因素，EB病毒的激活可增加鼻咽癌的发病风险。

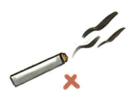

4. 环境因素

（1）促癌植物。

中国预防医学科学院病毒所曾毅院士的研究发现，有52种植物中含有促癌物。这些植物的花粉、种植的土壤中都可能带有可诱发鼻咽癌的EB病毒的诱导物及促癌物。其中，变叶木、铁海棠等植物较易诱发疾病。研究认为，对于鼻咽癌来说，遗传因素是基础，环境中的促癌物和致癌物起协同作用，促癌物本身并不会

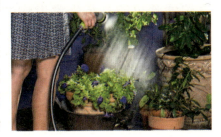

导致癌症,它的作用是帮助侵入细胞的致癌病毒发生癌变。因此,植物并不是可以随便种植的。

以下是52种含促癌物的植物:

石粟、变叶木、细叶变叶木、蜂腰榕、石山巴豆、毛果巴豆、巴豆、麒麟冠、猫眼草、泽漆、甘遂、续随子、高山积雪、铁海棠、千根草、红背桂、鸡尾木、麻风树、红雀珊瑚、山乌桕、乌桕、圆叶乌桕、油桐、木油桐、火殃勒、芫花、结香、狼毒、黄芫花、了哥王、土沉香、细轴芫花、苏木、广金钱草、红芽大戟、猪殃殃、黄毛豆腐柴、假连翘、射干、鸢尾、银粉背蕨、黄花铁线莲、金果榄、曼陀罗、三棱、红凤仙花、剪刀股、坚荚树、阔叶猕猴桃、海南菱、苦杏仁、怀牛膝。

(2)其他。

有研究发现,接触棉尘的纺织工人和接触木屑的木工,还有接触甲醛的工人,他们患鼻咽癌的风险均有所增加;另外,如燃烧的蚊香、燃烧的木材及厨房油烟等产生的烟雾,也可能增加鼻咽癌的发病风险。还有研

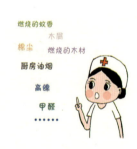

究发现,鼻咽癌患者的头发中镍的含量也会高于健康人群,高镍饮食可能是鼻咽癌发病的因素之一。在广东,土壤、水、大米中镍的含量高于其他地区。

四 鼻咽癌发生的危险因素有哪些

漫话之鼻咽癌的病因有哪些

突然发现,才 30 岁出头,就不敢看体检报告了……

您好,EB 病毒抗体呈阳性,是不是以后会患鼻咽癌?

鼻咽癌的发生和 EB 病毒感染高度相关,在鼻咽癌流行区域,90% 以上的鼻咽癌发生都与其相关,但 EB 病毒感染者却未必会患鼻咽癌。因此,EB 病毒抗体呈阳性也并不意味着一定会患鼻咽癌。接下来一起学习鼻咽癌的病因吧!

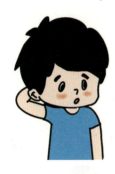

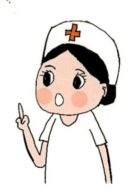

鼻咽癌，顾名思义，是指发生于鼻咽部的恶性肿瘤，其具有明显的地域分布差异、部分人群极度易感、家族聚集发病的特征。

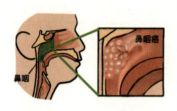

目前认为，鼻咽癌发病是EB病毒感染、遗传、环境、生活习惯等因素相互作用所致。

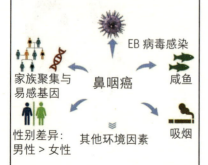

1. EB病毒感染

EB病毒感染与鼻咽癌的发生密切相关，非角化性鼻咽癌是我国鼻咽癌的主要类型，占95%以上，而几乎所有的非角化性鼻咽癌患者都存在EB病毒感染。

EB病毒感染

EB病毒的三个主要传播途径分别是经口密切接触传播、输血传播及飞沫传播。

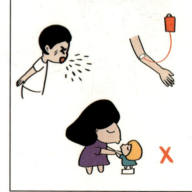

四 鼻咽癌发生的危险因素有哪些

2. 遗传因素

鼻咽癌有明显的种族易感性和家族聚集现象,与遗传有一定关系。一个典型的例子就是,一家四代46人中有13人患鼻咽癌。

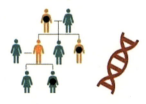

这种现象叫作遗传易感性。机体里的某些遗传物质稳定性比较差,当接触某些致癌物后比较容易发生突变而导致癌症发生。

> 这个遗传易感性,听起来像是开盲盒……

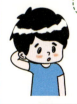

3. 生活习惯

国际癌症研究机构已把"中国式咸鱼"列为一类致癌物,经常吃咸鱼会增加患鼻咽癌的风险。有实验显示,吃1千克腌制咸鱼等于吸250支香烟。这对健康是不利的。

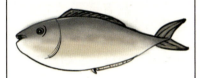

另外,食用各种腊味、咸肉等也与鼻咽癌发病有关。

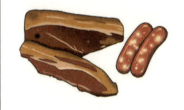

咸鱼、咸肉、腊味等食品富含亚硝酸盐（一种致癌物），长期食用容易使血管扩张，产生氧化血红蛋白血液病，增加致癌风险。

亚硝酸盐还能与蛋白质分解产物胺类反应形成亚硝酸胺化合物，后者更是一种强致癌物，除了诱发鼻咽癌外，还可增加多种消化系统肿瘤如肝癌、食管癌和肾癌等的患病风险。

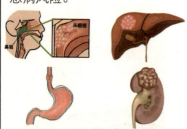

4．环境因素

高镍少硒是促进鼻咽癌发生的环境因素之一。例如，在广东，土壤、水、大米中的镍含量高于其他地区。鼻咽癌患者头发中镍的含量也高于健康人群。高镍饮食可能成为鼻咽癌发病的促进因素。

硒是公认的抗癌小能手，可以对抗各种癌症。有研究表明，鼻咽癌患者的血清及头发中硒含量均显著低于健康人群。

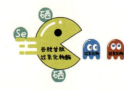

亦有研究表明，适量浓度的硒可以提高鼻咽癌患者放、化疗后的细胞免疫功能。

此外，主动、被动吸烟，接触棉尘、木屑、甲醛等职业暴露，慢性上呼吸道疾病，以及负性生活事件等，均可增加鼻咽癌的发病概率。

科学防癌，不惧癌。鼻咽癌的病因，您了解了吗？

五 鼻咽癌能预防吗

鼻咽癌发生的影响因素比较复杂,遗传易感性作为鼻咽癌的病因之一,其致病机制尚未明确,可能是多种因素长期作用下的结果。

乙型肝炎可以通过接种乙肝疫苗进行预防,宫颈癌可以通过接种人乳头瘤病毒(human papilloma virus,HPV)疫苗进行预防,那么,是否也能研发出鼻咽癌

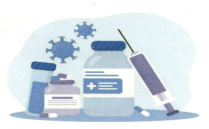

疫苗,在鼻咽癌高危人群中进行接种预防呢?相对于乙型肝炎病毒(hepatitis B virus,HBV)、HPV而言,EB病毒的基因组有170 kb,而前两者都不足10 kb。由于其体积较大,EB病毒表面有多种糖蛋白,目前尚不清楚具体哪些糖蛋白可诱发保护性抗体,从而预防鼻咽癌的发生。因此,目前EB病毒的疫苗研制还处于探索阶段。

改变一些不利的生活方式或者饮食习惯并加强防护,是对鼻咽癌有益的预防措施。例如,增加新鲜水果、蔬菜等富含维生素的食物的摄入,减少腌制食品的摄入,减少吸烟和饮酒或戒烟戒酒,等等。尽可能地避免接触污染较

重的外界空气环境。对于职业接触方面，应提高工人的防护意识，配备防护用品。日常做饭时，应加强通风，促进空气流通，以减少油烟、烟尘等有害物质对身体的损害。加强对一些可能诱发癌症的植物的识别，尽量避免接触。

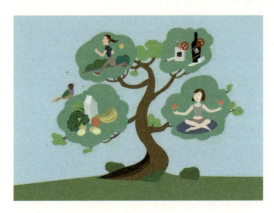

癌症的预防分为三级，鼻咽癌的一级预防（接种疫苗等方式），目前我们还没办法实现。但是，鼻咽癌在华南地区特别是广东如此高发，是否能采取措施早期发现肿瘤呢？答案是肯定的。

肿瘤的形成是一个长期的过程，一个癌细胞生长到1立方厘米大小，可能需要数年的时间。因此，在肿瘤形成到症状出现的这段时间，我们可通过一些检测手段早期发现肿瘤，这就是癌症的二级预防。二级预防的重点在于筛查。

对于癌症的治疗，我们一般用五年生存率评价其治疗效果，这是因为癌症的复发和转移的高峰期一般是在根治性治疗后的前5年，如果5年之内没有出现复发或者转移，那么后期出现复发和转移的概率就不高，基本达到了临床治愈。而越早期发现的恶性肿瘤，临床治愈的概率就越高。

五 鼻咽癌能预防吗

中山市肿瘤研究所进行的鼻咽癌筛查试验,从2009年开始到2014年年底,对广东省中山市的几个镇区进行了对比研究。

根据是否参加鼻咽癌筛查,把中山市的镇区分成两组,分别是参加筛查的镇(以下称"筛查镇")和未参加筛查的镇(以下称"对照镇")。在筛查镇的70296人中有29413人进行了筛查,与对照镇的50636人的随访结果进行中期对照分析。分析发现,筛查人群和筛查镇早诊率(Ⅰ/Ⅱ期,也就是早期患者所占比例)分别为79%和45.9%,均明显高于对照镇(20.6%)。参与筛查的鼻咽癌患者,5年生存率高达95.7%,而对照镇为64.5%。截至2014年年底,对照镇99例鼻咽癌患者23例死亡,鼻咽癌死亡率为7.7/10万,而筛查镇62例鼻咽癌患者死亡2例,死亡率为1.8/10万,死亡风险降低了88%。提高早诊率、降低死亡率是癌症筛查的目的。另外,据估算,相较于晚期患者,鼻咽癌早诊患者平均可节省5万~7万元治疗费用。因此,筛查的好处是显而易见的。

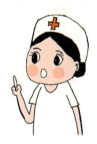

鼻咽癌的早诊、早筛,意义重大!

漫话之如何预防鼻咽癌

作为地地道道的广东人,要背上鼻咽癌高危人群的"包袱",我表示很不开心……

所谓"知己知彼,百战不殆"。当我们了解了鼻咽癌的病因,对于如何预防鼻咽癌,其实已经有了初步的认识。至于如何科学预防鼻咽癌,还请耐心往下看。

您好,可以给我们详细介绍一下日常生活中预防鼻咽癌的小技巧吗?

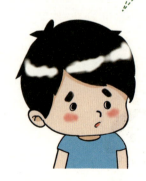

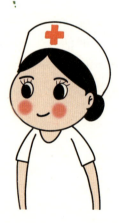

五　鼻咽癌能预防吗

鼻咽癌的病因，决定了以下人群容易患鼻咽癌：

（1）EB病毒感染。
（2）鼻咽癌家族史。
（3）爱吃咸鱼、咸菜等腌制食品。
（4）经常性或者大量吸烟。
（5）居住在鼻咽癌高发区。
（6）长期暴露于污染环境中。

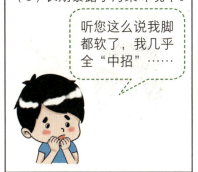

听您这么说我脚都软了，我几乎全"中招"……

预防鼻咽癌，做到以下五点很重要：

1. 养成良好的饮食习惯

我们知道，咸鱼及腌制食品中致癌物亚硝酸胺含量较高，因此，日常生活中，尽量少食腌制食品，尤其是咸鱼及腌肉、咸菜等。

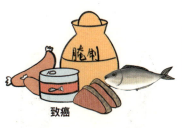

✘ 少吃腌制食品

总以为
做一条咸鱼是
与世无争的优雅，
现在才知道
它是个狠角色

要多吃新鲜食物，如新鲜肉类、水果、蔬菜等，养成健康的饮食习惯，降低"癌从口入"的概率。

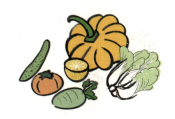

✓ 多吃新鲜食物

2．生活中远离有害物质

不抽烟,远离"二手烟"。

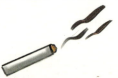

同时,尽量避免有害烟雾、物质的吸入,比如煤油灯气、杀虫气雾剂、甲醛、粉尘颗粒等的吸入,做好防护措施。

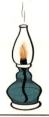

如此看来,出门戴口罩好处多多,不但可以预防新型冠状病毒肺炎,而且可以预防鼻咽癌,简直太划算了……

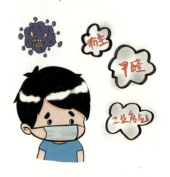

3．养成良好的卫生习惯,避免 EB 病毒感染

前面讲过,EB 病毒主要传播途径为唾液传播、输血传播及飞沫传播。其中,唾液传播尤为常见。

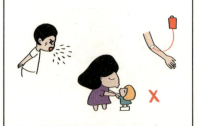

在我国,高达 90% 以上的婴幼儿曾感染 EB 病毒。

这个比例比国外高很多,其原因或许在于,我国存在口对口喂食婴幼儿、嘴对嘴亲婴幼儿,以及大人、婴幼儿共用餐具等情况。

乖宝宝,奶奶嚼碎了喂你吃更容易吸收。

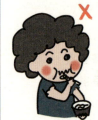

五 鼻咽癌能预防吗

4. 保持鼻咽卫生和健康

保持鼻咽卫生,有助于减小病毒入侵的概率,对于鼻腔及鼻咽部的炎症,比如鼻炎、鼻窦炎、鼻息肉等,要及时积极治疗。

> 涨知识了,明天就去医院看我的慢性鼻炎……

5. 定期鼻咽癌筛查

对于鼻咽癌高危人群,鼻咽癌的筛查很重要,有助于早发现、早诊断、早治疗。

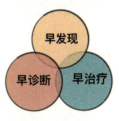

对付癌症的万能方式

鼻咽癌最简单易行的筛查方法是检测外周血中的生物标志物。

其中,EB 病毒相关抗体检测是目前主流的初步筛查方法。

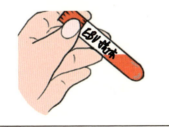

> 人在感染了 EB 病毒后,体内会产生相应的抗体,只要抽取 3~5 毫升的血,然后对血清中的 EB 病毒相关抗体进行检测分析,就能够初步判断患鼻咽癌的风险。

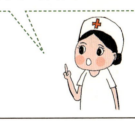

> 科学防癌,不惧癌。预防鼻咽癌,行动起来吧!

六　如何发现早期鼻咽癌

鼻咽癌的早期发现、早期诊断，即我们通常所说的癌症的二级预防，其所起的作用是最大限度地提高鼻咽癌的治疗效果和尽可能地保护患者健康，而二级预防的主要手段是筛查。目前常用于鼻咽癌早期筛查的方法主要有EB病毒血清学抗体检测、EB病毒DNA载量检测、间接鼻咽镜和内窥镜检查、影像学检查、病理检查、液体活检及鼻咽癌基因检测等，其中EB病毒血清学抗体检测主要用于初筛，初筛阳性者进一步做鼻咽纤维镜检查和/或鼻咽部磁共振检查。

1. EB病毒血清学抗体检测

如前文所说，EB病毒感染是鼻咽癌发生的危险因素之一。如何检测出EB病毒，对鼻咽癌防控具有重要意义。EB病毒进入人体后，人体反应性产生EB病毒抗体，我们可以通过实验的方法检测出此抗体。有研究指出，在鼻咽癌发生前3年，体内就会出现EB病毒抗体升高。因此，检测EB病毒的血清抗体可以作为鼻咽癌的筛查指标，检出处于临床前期的早期鼻咽癌。自20世纪70年代起，免疫酶法检测EB病毒抗体是一种传统的筛查方法，然而这一种检测方法虽然方便，但检测出来的结果假阳性率（不是鼻咽癌的患者，检测得到阳性的结果）较高。

2008年，中山大学肿瘤防治中心曹素梅教授开展的研究发现，用ELISA法检测VCA/IgA和EBNA1/IgA，是更加敏感、特异的鼻咽癌筛查方法。该项研究是在广东鼻咽癌高发地区进行的针对3万人的大型筛查研究。结果证实，以上2个筛查指标的诊断准确性比传统方法提高了4倍多，达到20个阳性个体中发现1个鼻咽癌的比例，发现早期鼻咽癌的比例达到了79%；而未参加筛查的人群中，发现早期鼻咽癌的比例只有20%左右。

在这里需要给大家指出的是，现有EB病毒抗体检测方法虽具有较高的敏感性，但是特异性仍显不足，阳性预测值小于5%，即超过95%的阳性个体为假阳性。通过这些统计数据可以看出，大部分EB病毒抗体阳性者都是虚惊一场。因此，并不是说EB病毒抗体阳性身体就一定有异常。引起EB病毒抗体检测阳性的原因很多。例如，上呼吸道感染，也就是平时说的普通感冒，可能会引起EB病毒抗体检测阳性；长期疲劳引起的免疫力低下，从免疫学角度分析，可能会引起细胞回忆反应导致EB病毒抗体检测阳性。我们还发现一过性升高的例子，即抽血化验发现EB病毒抗体阳性，1周后复测结果为阴性。因此，检测结果存在一些干扰因素，大家不必过度紧张。

大家可能会有疑问：既然最终确诊率这么低，为何还要采用这种检查方法呢？答案很简单，目前还没有一种更好的筛查方法可以替代它。对大规模人群的筛查，不可能每个人都做鼻内镜检查、CT/MRI和鼻咽部活检，通过EB病毒抗体来筛查是目前切实可行的方法，能够节约大量的人力、财力。那些当时被排除鼻咽癌诊断的EB病毒抗体阳性者，后续不能掉以轻心，仍应定期做此项检查，因为不能排除少数人在随后的几年里出现鼻咽癌的可能。

需要强调的是，鼻咽癌的筛查（图6-1）要根据个体的患癌风险定期进行。一般来说，通过筛查指标监测属于阴性的人群，患癌的风险较低，建议4~5年后再复查即可。但对筛查结果为阳性的人群需要每年复查1次；特别是筛查结果评估属于高风险人群的，应该马上进行电子鼻咽镜检查，以便及时发现早期鼻咽癌。

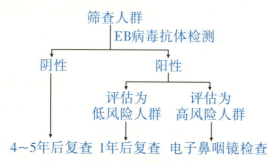

图6-1　鼻咽癌的筛查

2. EB病毒DNA载量检测

如上所述，EB病毒在人群中的感染非常普遍，大部分成人血清EB病毒抗体可能出现阳性。另外，EB病毒抗体检测方法存在一定的局限性，例如，结果会出现假阳性的可能。因此，要想更加准确地判断是否感染EB病毒，做到早期准确地诊断和预防鼻咽癌，是否有更准确的方法呢？EB病毒DNA载量检测就是其中之一。

通过EB病毒DNA载量检测，可以鉴别EB病毒健康携带者的低水平复制与EB病毒相关疾病患者高水平活动性感染。活动性EB病毒感染或EB病毒相关肿瘤患者血清或血浆中常有高水平的EB病毒DNA载量，而EB病毒健康携带者血清或血浆中检测不到EB病毒DNA。研究发现，尽管90%以上的健康成年人存在EB病毒感染，但是其主要潜伏在B淋巴细胞内，并不释放游离DNA入血，所以健康人血浆中EB病毒DNA的阳性率不高。但对于鼻咽癌患者，癌细胞在新陈代谢的过程中，会释放许多产物到血液中。这些产物中的核酸、蛋白质等一些特异性的物质，可以反映肿瘤发生、发展的情况。由于鼻咽癌细胞中含有EB病毒的核酸，每个鼻咽癌细胞可携带多达50个EB病毒拷贝，可释放EB病毒片段进入血液，90%以上的鼻咽癌患者可以在血浆中检测到EB病毒DNA。我国香港特别行政区卢煜明教授的研究结果表明，血液中持续检测到稳定的EB病毒DNA，判断才会更加准确。他收集了2万多名香港中年男性的血浆样本，其中1112名检出EB病毒DNA。在随后的复检中，309名受检者再次检出EB病毒DNA。在这309人中，共有300名进行了后续的鼻咽镜或MRI（magnetic resonance imaging，核磁共振成像）检查，其中34名被确诊为鼻咽癌；在另外9名没有做进一步检查的参与者中，有1名在32个月后被诊断出鼻咽癌。

因此，EB病毒DNA的检测方法具有更高的敏感性和特异性，也就是说，可以比EB病毒抗体更为准确地筛查鼻咽癌。此外，这项指标还可以反映体内肿瘤的负荷，一定程度上还可以用作肿瘤复发或者远处转移的预警指标。

当然，这项指标也存在一定的局限性。在上述研究中，有假阴性（是鼻咽癌患者，但此项目检测结果为阴性）的情况：1名血液EB病毒DNA载量检测呈阴性的受检者在1年内被确诊鼻咽癌。并且，该研究中的受检者需要做2次检测，发现鼻咽癌的概率才会增加，这在一定程度上需要受检者配合，无形中也增加了检测费用。另外，EB病毒DNA载量检测项目目前只能在国家卫生健康委员会许可的部分特定实验室内进行。有一定资质的医院才能开展该检测项目，因此难以在群众中开展大规模筛查。目前我们的建议是，假如出现EB病毒抗体阳性的情况，可以选择到有资质的医疗机构，进行进一步的EB病毒DNA载量检测。

3. 间接鼻咽镜和内窥镜检查

多项研究发现，虽然通过血清学方法可以提示鼻咽癌高危人群，但高危人群的鼻咽癌阳性预测值（真正"有病"的例数）并不高（只有5%~9%）。由于解剖位置隐蔽，鼻咽癌早期症状不明显，难以被早期发现，因此对于高危人群还必须结合内镜检查。内窥镜检查主要有间接鼻咽镜检查和电子鼻咽镜检查两种。

间接鼻咽镜检查（图6-2）又称后鼻镜检查，是一种简单、快捷、方便的检查方法。医生头戴额镜，左手持压舌板，将受检者舌前2/3压下，右手持一小圆镜，在酒精灯上稍加热后，从受检者左侧口角

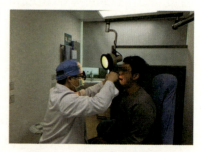

图6-2 间接鼻咽镜检查

六 如何发现早期鼻咽癌

（镜面向上）送到软腭与咽后壁之间，置入后，将镜面倾斜成45°，借助光线反射观察鼻咽情况。因镜面过小，故需向不同方向适当转动，以便观察鼻咽部和鼻后孔的全部情况。咽反射敏感者可酌情用丁卡因做表面麻醉，待数分钟后再检查。总体来说，该项检查操作比较简单，但需要受检者配合好，才能初步发现鼻咽部的病变。

由于间接鼻咽镜非常需要受检者的配合，有咽反射敏感、张口困难等的患者就难以施行检查，并且不容易暴露清楚病变情况，因此相对于间接鼻咽镜检查，电子鼻咽镜检查（图6-3）具有非常明显的

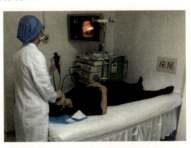

图6-3　电子鼻咽镜检查

优势。在电子鼻咽镜下，医生可以通过镜头的传输，从而在显示屏上获得亮度大、放大倍数高、清晰的图像，这有利于发现微小的病变，并可以通过直视进行拍照及准确取得活检标本。在排除一些暂缓检查的情况（如发热、出血性疾病及明显的高血压等）后，做电子鼻咽镜检查的受检者无须特殊准备。检查前，护士会给予受检者麻黄碱喷雾以收缩其双侧鼻腔下鼻甲，在双侧鼻腔行表面麻醉。检查时受检者取仰卧位，医生持纤维镜从前鼻孔进入，观察鼻腔结构。若检查中发现可疑病变，医生会叮嘱受检者配合，并在纤维镜下对病变组织进行取组织送病理检查操作。检查后，假如有取病变组织送检查的情况，受检者可能会出现短暂少量出血，需要留观，待无异常后方可离开。有部分患者担心鼻咽镜检查时会有痛楚感，其实不必过于担心，

目前使用的电子鼻咽镜，管径大多在5 mm以下，检查时还会对镜子进行充分润滑，再配合表面麻醉药物，可以达到反应轻、无痛楚的效果。

EB病毒血清学检测和内镜检查各有优点，在上述中山市进行的大规模鼻咽癌筛查工作中，就采用了联合使用（EB病毒血清学抗体检查结合鼻内镜检查）的方法对鼻咽癌高危人群进行筛查，明显提高了鼻咽癌的早诊率。因此，检查项目的联合使用对于筛查具有非常重要的作用。

4. 影像学检查

内镜下检查鼻咽癌仅限于鼻咽黏膜上的改变，而对于黏膜下的病变，则需要影像学的检查。影像学检查具有无创性的特点，目前主要有以下几种：①计算机断层扫描（computer tomography，CT），此检查手段具有断层解剖成像、组织密度分辨率高、检查方便快捷等优点，在鼻咽癌早期，可发现咽隐窝变浅、消失等征象。②核磁共振成像（magnetic resonance imaging，MRI），此检查手段具有良好的软组织分辨力，可清楚地显示肿瘤侵犯的范围，区分肿瘤与周围软组织，分辨淋巴结与血管结构，在这些方面要优于CT。③正电子发射计算机断层显像（positron emission tomography，PET），此检查手段能显示肿瘤与正常组织、器官的代谢情况及差异，可以较容易发现病灶并且精确定位，但不足之处是其具有少量的假阳性和假阴性，且检查费用比较高。此外，由于CT和PET/CT具有一定的放射性，对人体有一定的损伤，因此这些检查方法可能更适用于辅助诊断、肿瘤分期及治疗后的复查评估，不适用于大规模人群筛查。

5. 病理检查

需要注意的是，无论以上何种检查方法，均仅是辅助发现鼻咽癌，鼻咽癌的权威判定，必须依靠我们的病理诊断。病理诊断是在观测器官的大体（肉眼）改变、镜下观察组织结构和细胞病变特征而做出的疾病诊断，因此它比临床上根据病史、症状和体征等做出的分析性诊断（常有多个诊断或可能性诊断）及利用各种影像（如超声波、X射线、CT、核磁共振等）所做出的诊断更具有客观性和准确性。可以说，病理诊断才是诊断鼻咽癌的金标准。

（1）形态学检查。

病理的形态学检查主要有两种方法：①脱落细胞学检查。我国医务工作者用鼻咽乳胶球细胞涂片、负压吸引细胞法及泡沫塑料海绵涂片法等方法，对鼻咽分泌物进行采样筛检鼻咽癌，提高了阳性诊断率（阳性率为88%～92%）。②活体组织检查（biopsy）。从患者身体的病变部位取出小块组织（根据不同情况可采用钳取、切除或穿刺吸取等方法）或手术切除标本制成病理切片，观察细胞和组织的形态结构变化，以确定病变性质，做出病理诊断，称为活体组织检查，简称活检。由于后者具有更高的准确性，目前鼻咽癌的确诊多采用后者。

（2）其他检查。

其他检查包括：①免疫组化，应用抗原与抗体特异性结合的原理，主要是肿瘤相关抗原（肿瘤分化抗原和肿瘤胚胎抗原），借以判断肿瘤的来源和分化程度，协助肿瘤的病理诊断和鉴别诊断；②电子显微镜检查，在确定肿瘤细胞的分化程度，鉴别肿瘤的类型和组织发生上可起重要作用；③流式细胞术，是一种快速定量分析细胞的新技术，已广泛用于肿瘤研究，特别是应用于瘤细胞DNA含量的检测；④分子生物学技术，包括重组DNA技术、核酸分子杂交技术、聚合酶链反应和DNA测序技术，主要应用在肿瘤的基因分析和基因诊断上。

6. 液体活检

肿瘤的活检是癌症诊断的金标准，但是相对而言，有些患者并不适合或者难以进行组织活检。同时，肿瘤是一种不断发展的疾病，我们必须考虑其发展的连续性问题。近些年，我们发现通过检验血液或者其他体液，可对癌症等疾病做出分析诊断。与传统的穿刺活检相比，这是一种新兴的无创诊断、监测手段，所以又被形象地称为"液体活检"。2015年，由中华人民共和国卫生和计划生育委员会及中华人民共和国科学技术部牵头，论证启动精准医学计划。自此，精准医学时代正式开启。而在精准医学时代，液体活检成为肿瘤与检验领域的重要分支。

目前，在临床研究中，液体活检技术主要包括循环肿瘤细胞（circulating tumor cells，CTCs）检测、循环肿瘤DNA（circulating tumor DNA，ctDNA）检测、外泌体及循环RNA（circulating RNA）检测等。与传统的组织活检相比，液体活检具备实时动态检测、克服肿瘤异质性、提供全面检测信息等独特优势。以下重点介绍循环肿瘤细胞检测及循环游离DNA（circulating free DNA，cfDNA）检测。

循环肿瘤细胞（CTCs）是各种游离在外周血液中的

肿瘤细胞的统称。若在患者血液中检测到循环肿瘤细胞（CTCs），就可以判断其体内肿瘤的性质。CTCs检测更适用于大范围早期癌症筛查和后期肿瘤临床预后检测。

循环游离DNA（cfDNA），又称细胞游离DNA，是指存在于循环血液中的DNA片段。在正常生理情况下，我们的细胞凋亡（细胞寿终正寝）后，它们作为细胞基因组DNA的降解片段释放入血。但是，当人体发生疾病时，如恶性肿瘤等疾病，异常坏死细胞（细胞暴病而亡）会释放大量DNA进入血液循环。正常人体因细胞凋亡产生小而均匀的小片段DNA，而坏死的组织则产生大小不同的大片段DNA；另外，健康人外周血中cfDNA浓度大多小于100 ng/mL，而肿瘤患者体内外周血cfDNA浓度可高达1000 ng/mL。因此，通过提取检测cfDNA片段的大小及浓度等，可以判断人体是否患有肿瘤。

血液中的cfDNA有不同来源，有些来源于正常细胞，有些来源于肿瘤细胞。为了区分，科研工作者们将来自肿瘤细胞的cfDNA称为循环肿瘤DNA（ctDNA）。研究表明，ctDNA是由肿瘤细胞产生的或者是正常分泌到血液中的DNA片段，携带了癌症相关的基因变异信息，可用于癌症早期检测。除了可以发现早期癌症，ctDNA检测还可以对癌症进行定位。2018年发表在国际知名医学期刊Science上的一项研究结果表明，通过检测患者血液中蛋白质标志物和ctDNA突变，能将研究中83%的患者的癌症起源组织定位在两个解剖部位，也就是说，不仅能筛查出癌症患者，还能准确地筛查出具体病变（如鼻咽癌、肺癌、肝癌等）。

据文献报道，利用ctDNA甲基化筛查鼻咽癌的检测技术，对Ⅰ期至Ⅳ期鼻咽癌的检测灵敏度（范围为92%~100%）几乎无差别，复合灵敏度为97%，特异性为100%；能够有效鉴别鼻咽癌及良性鼻咽疾病，特异性为100%；能够有效区分鼻咽癌和其他癌症患者，复合特异性为86%。因此，液体活检对早期鼻咽癌的筛查有着非常好的前景。传统活检与液态活检的优势和局限性见图6-4。

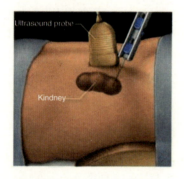
传统活检

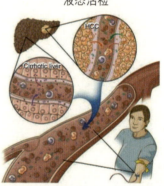
液态活检

项目	优势	局限性
传统活检	●方法成熟，准确度高	●部分患者无法手术 ●部分病灶位置不便穿刺 ●穿刺有一定临床风险 ●肿瘤异质性
液态活检	●检测方便 ●可检测肿瘤类型多 ●安全，无侵入性 ●发病早期即可检测	●准确性有待提高

图6-4 传统活检与液态活检的优势和局限性

7. 鼻咽癌基因检测

（1）与鼻咽癌发生风险相关的基因。

迄今为止，尚没有明确的遗传性基因与鼻咽癌的发生直接相关。而目前的研究发现，包括部分抑癌基因在内的多种基因可能与鼻咽癌发病风险相关。

TP53基因 TP53基因是一种重要的抑癌基因，通过调控基因的表达参与细胞周期阻滞、细胞凋亡和衰老、DNA修复和代谢等。包括鼻咽癌在内的多种癌症，其易感发生与抑癌基因TP53发生突变相关，研究发现，Pro/Pro型患鼻咽癌风险是Arg/Arg型的2.22倍。

MDM2基因 MDM2基因是TP53通路的一个关键负调控基因，是一种原癌基因，能够抵消TP53的部分活性，GG基因型和GT基因型分别是TT基因型患鼻咽癌风险的2.8倍和1.5倍。

多聚免疫球蛋白受体 多聚免疫球蛋白受体（polymeric immunoglobulin receptor，PIGR）基因编码多聚免疫球蛋白受体，该受体与EB病毒进入鼻咽上皮有关，PIGR的基因多态性与鼻咽癌的发病风险显著相关，CC型个体患鼻咽癌的风险是CT型和TT型的2.7倍。同时检出PIGR体内CC基因型及EB病毒携带者，患鼻咽癌的风险大增。

乙醛脱氢酶突变 乙醛脱氢酶（aldehyde dehydrogenase，ALDH）与饮酒者体内的乙醇（又称酒精）代谢相关。乙醇进入人体后首先在乙醇脱氢酶的作用下分解为乙醛，接着乙醛在乙醛脱氢酶的作用下分解为没有毒性的乙酸。若乙醛脱氢酶发生突变，乙醛无法有效进行代谢，则大量乙醛滞留体内。乙醛会使血管舒张,"喝酒脸红"就是这么来的,同时饮酒者还会有恶心、行动过速等神经系统症状。另外,乙醛还能直接结合DNA,导致DNA突变,甚至导致染色体变异,也可以导致体内细胞死亡,诱发慢性炎症和细胞复制,增加癌变风险。因此,有乙醛脱氢酶基因缺陷的人群更容易罹患鼻咽癌等癌症。

谷胱甘肽硫转移酶M1基因(*GSTM1*) *GSTM1*基因是负责多种致癌物代谢的酶类家族GSTs中的一员。*GSTM1*基因编码一种谷胱甘肽S转移酶,是一类重要的外源性化学物质代谢酶,能够降低外源化合物的毒性及致癌性,对于烟草中的有毒物质(如尼古丁)等的代谢降解具有重要作用。*GSTM1*基因缺失个体患鼻咽癌的风险是野生型的1.54倍。

细胞色素P450 2E1基因(*CYP2E1*) *CYP2E1*基因编码的CYP2E1酶主要分布于肝脏,其最适底物多为亲脂性小分子化合物,包括苯、乙醇、氯乙烯、亚硝酸胺等,其中大部分为前致癌物和前毒物,因此CYP2E1酶参与代谢机体内源和外源的多种化学物质,能够降解有毒化学物质及致癌物。目前的研究表明,*CYP2E1*基因上的多态现象能改变其编码酶的表达和活性,突变TT型患鼻咽癌的风险是CT型和CC型的2.6倍。*CYP2E1*基因可能通过亚硝酸胺的转化作用改变鼻咽癌的发病风险。

(2)鼻咽癌易感基因检测。

早在20年多前,中山大学肿瘤防治中心的曾益新院士就牵头布局了鼻咽癌易感基因筛查和预测发病风险计划,建立了鼻咽癌样本资源和基因数据库。通过对大规模人群样本量的鼻咽癌易感基因筛查研究,在2014年确立了

11个和鼻咽癌发病密切相关的基因位点，并在2015年推出了"鼻咽癌易感基因检测预警芯片"，通过唾液检测11个鼻咽癌易感基因位点来预测鼻咽癌的发病风险。检测项目的准确度高达93.19%，敏感度为66.25%。但参加鼻咽癌人群筛查的偏差（大部分来检测者均为参加健康体检的人群），以及受限于实验室检测的条件，此项目未能大范围推广。

而中山大学肿瘤防治中心中国鼻咽癌遗传研究协作组最新的研究发现，新一代鼻咽癌发病风险预测芯片可高效识别高危人群。该协作组通过收集来自鼻咽癌高发区、低发区的多个研究人群，建立了更为完整的遗传易感图谱。利用多中心丰富的鼻咽癌样本资源、基因数据库及队列随访系统，开展了迄今为止全球最大的鼻咽癌全基因组关联研究。研究新发现了6个鼻咽癌遗传易感位点，在综合评估风险预测准确性和检测简便性的基础上，结合鼻咽癌研究团队前期发现的遗传位点，构建了包含12个遗传位点的多基因风险评分（polygenic risk score，PRS）模型，开发了新一代鼻咽癌发病风险预测芯片及软件。

中山大学鼻咽癌研究团队基于包含约3万人近10年随访的中山市自然人群前瞻性筛查队列，对该PRS在鼻咽癌筛查中的效用进行系统评估，发现鼻咽癌筛查的阳性预测值随多基因风险评分的增加而增加。

首先，联合现有的EB病毒抗体筛查，利用PRS评分，既可以帮助识别低风险个体，减少不必要的临床筛查，降低筛查假阳性率，减轻人群的心理负担；又可以指导高风险个体积极开展临床筛查，提高筛查依从性，从而提高筛查效率。

其次，EB病毒抗体具有一定的动态波动性，部分初筛抗体阴性的个体后续也可能发展为鼻咽癌患者。PRS可以较好地对EB病毒抗体筛查漏诊的个体进行风险预警，即对抗体检测的假阴性结果进行互补，若能及时给予PRS风险检测，将这些漏诊者判定为高风险者，将有望大大提高该部分漏诊者的早诊率。

最后，PRS为个体化精准筛查提供指导建议。为提高筛查的成本效益，对于携带不同PRS风险的个体，其建议筛查起始年龄存在个体化差异。例如，以男性为例，发现对于$PRS \geq 90\%$的男性，由于其发病风险较高，建议将筛查起始年龄提早到23岁；而对于$PRS \leq 10\%$的男性，由于发病风险较低，其筛查起始年龄可延迟到41岁。

PRS代表了一种个性化的遗传评估，它可以在任意年龄段检测，检测方法便捷、成本低廉。而个体PRS终生稳定，不易受时间、环境、生活行为习惯等的干扰，只需检测一次，即可为指导个体是否需要筛查及何时开始筛查等临床决策提供参考依据。因此，该研究结果有望为我国鼻咽癌高发区高危人群的确定、发病风险预测、遗传咨询、筛查方案制订，甚至将来的预防型治疗提供科学依据。

七　哪些人是鼻咽癌高危人群

癌症筛查工作是一种应用快速、简便的检验、检查手段，从表面健康者中查出可能患病者，以便进一步诊治的过程。除了以发现早期恶性肿瘤为目的，还需要考虑经济成本。因此，首先需要确定高危人群，只有在高危人群中进行筛查工作，才可能获得最大的社会效益。结合目前几个比较重要的筛查研究，以下5类人群可是鼻咽癌的高危人群。

（1）鼻咽癌高发于30～69岁人群。
（2）经常接触油烟、化学毒物及吸烟、饮酒的人群。
（3）家族中有鼻咽癌患者的人群。
（4）有原因不明的头痛、鼻塞、涕血、耳鸣等症状，且反复出现者。
（5）不明原因颈部触及无痛性肿大淋巴结者。

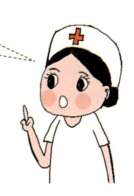

八 　去哪里做鼻咽癌筛查

1. 中山大学肿瘤防治中心（中山大学附属肿瘤医院、中山大学肿瘤研究所）

该医疗机构位于广东省广州市东风东路651号，是全球最大的鼻咽癌诊治中心，是新中国成立最早的4所肿瘤医院之一，也是全国规模最大、学术力量最雄厚的集医疗、教学、科研、预防于一体的肿瘤学基地之一，承担国家肿瘤防治重任，在全国尤其是华南地区及港澳台地区的肿瘤防治工作中发挥着"龙头"作用，学科地位、综合实力居全国领先水平。其长期立足于高发现场人群的科普宣传工作，开展鼻咽癌人群筛查研究，在广东中山和肇庆建立了4万人的鼻咽癌筛查队列，推出了灵敏、简便、易行、稳定性高的鼻咽癌新筛查方案。该方案已于2011年被中华人民共和国卫生部纳入鼻咽癌的筛查规范并在全国推广。

2. 中山市人民医院（中山大学附属中山医院）

该医疗机构位于广东省中山市孙文东路2号，为三级甲等综合医院。医院下属的中山市肿瘤研究所自1986年开展鼻咽癌筛查研究，积累了大量鼻咽癌EB病毒血清学随访数据，系统性阐述鼻咽癌癌变潜伏期EB病毒血清学的变化情况，提出了鼻咽癌确诊前3年EB病毒抗体升高的血清学窗口期理念，并证明EB病毒相关IgA抗体可筛查出鼻咽癌的高危人群，有效地筛查出早期无症状的鼻咽癌。

3. 江门市中心医院（中山大学附属江门医院）

该医疗机构位于广东省江门市蓬江区海傍街北街海傍街23号。2018年该医院启动江门市国家鼻咽癌早诊早治项目。2019年其正式成为国家鼻咽癌早诊早治全国9个项目点之一。3年来，该项目取得良好的成效，共免费筛查了2.4万人次，筛查出鼻咽癌患者12人，其中早期鼻咽癌患者7人。在此基础上，其于2020年被评选为广东省首批市级癌症防治中心。

4. 肇庆四会市肿瘤研究所

该医疗机构位于广东省肇庆市城中区中山路113号，具有从事鼻咽癌筛查工作的专家团队，并与中山大学肿瘤防治中心长期合作，对于下乡镇筛查工作有着丰富的经验。

5. 广西医科大学附属肿瘤医院（广西壮族自治区肿瘤医院、广西壮族自治区肿瘤防治研究所、广西医科大学肿瘤医学院）

该医疗机构位于广西壮族自治区南宁市河堤路71号，在肿瘤防治工作方面，承担自治区政府卫生项目——"广西健康惠民工程"肝癌、鼻咽癌筛查项目，4项国家级常见恶性肿瘤早诊早治项目，以及常见恶性肿瘤危险因素和流行趋势的调查和监测工作。开展了肿瘤高发现场人群癌症化学预防措施和病因预防措施的研究、癌症高危人群筛查和二级预防研究。此外，该医疗机构在全区各基层地区开展"广西肿瘤防治下基层"活动，强化广大群众防癌抗癌意识教育，对基层地区医疗机构人员开展肿瘤规范化治疗培训，广泛开展义诊、技术帮扶、学科指导等工作。

6. 海南省肿瘤医院（海南省肿瘤防治中心、天津市肿瘤医院海南分院、海南医学院附属肿瘤医院）

该医疗机构位于海南省海口市秀英区长滨西四街6号，是海南省唯一的三级肿瘤专科医院，集肿瘤医疗、教学、科研、预防、康复和保健六位于一体，按照国际标准建设的现代化肿瘤医院。其挂牌海南省肿瘤防治中心，承担全省肿瘤防治公共职能；具有成熟的鼻咽癌防治学科建设及丰富的鼻咽癌筛查经验，并承担社会公益事业，开展关爱健康、回馈社会的免费筛查活动，其中就有鼻咽癌（EB病毒）三项检查等项目。

7. 湖南省肿瘤医院（湖南省癌症医学中心、湖南省肿瘤防治研究所、湖南省肿瘤防治研究办公室）

该医疗机构位于湖南省长沙市岳麓区桐梓坡路283号，是湖南省肿瘤防治研究的中心。其对于鼻咽癌的发病率等有详细的数据登记，对于鼻咽癌的防治配备高水平的专家团队。

8. 福建省肿瘤医院

该医疗机构位于福建省福州市晋安区福马路凤坂，其牵头协调全省肿瘤防控工作，构建全省肿瘤防控三级网络，承担国家重大公共卫生项目，实施全省恶性肿瘤发病、死亡监测任务，建立健全癌症监测体系，摸清全省恶性肿瘤发病与死亡情况，目前已在15个县建立12个登记处，占全省户籍人口的20.2%。承担肿瘤筛查及早诊早治项目，被国家癌症中心授予"省级管理先进单位"。2014年起，每年出版《福建省肿瘤登记年报》。

9. 江西省肿瘤医院（江西省肿瘤研究所、江西省第二人民医院、江西省癌症中心、南昌大学附属肿瘤医院）

该医疗机构位于江西省南昌市东湖区北京东路519号，是国家药物临床试验机构、国家恶性肿瘤临床医学研究中心（天津）核心单位、江西省恶性肿瘤临床研究中心，长期负责江西省肿瘤登记地区鼻咽癌流行分析，并有专业的鼻咽癌防治团队，对鼻咽癌的预防、筛查及治疗有丰富的经验。

10. 湖北省肿瘤医院（湖北省肿瘤研究所、华中科技大学同济医学院附属肿瘤医院）

该医疗机构位于湖北省武汉市洪山区卓刀泉南路116号，创建于1973年，是湖北省卫生健康委直属的集预防、医疗、康复、科研、教学于一体的大型三级甲等肿瘤专科医院，是美国巴菲特癌症中心姊妹医院、湖北省癌症中心、湖北省肿瘤防办依托单位，牵头湖北省肿瘤医学质量控制中心工作，指导全省肿瘤医学学科建设工作及肿瘤早诊早治项目，指导各地市肿瘤专科建设。

11. 四川省肿瘤医院（四川省肿瘤研究所暨四川省第二人民医院、四川省癌症防治中心、电子科技大学医学院附属肿瘤医院）

该医疗机构位于四川省成都市人民南路四段55号，其充分发挥了"四川省癌症防治中心""四川省抗癌协会"职能，对肿瘤防控、筛查及早诊早治工作有丰富经验。近年来，在全省13个项目点开展癌症筛查及早诊早治工作，共计筛查超19万人次，早诊率为77.33%。

八　去哪里做鼻咽癌筛查

漫话之哪些人需要重点筛查鼻咽癌

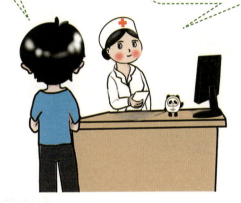

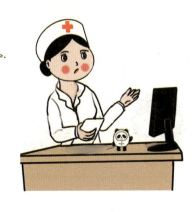

由于鼻咽腔部位隐蔽，鼻咽癌早期症状不明显、不典型，筛查率低等问题，高达80%的鼻咽癌患者确诊时已是晚期，严重影响预后和生存率。

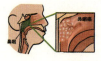
部位隐蔽

鼻塞、流鼻涕，不是鼻炎的症状吗？鼻咽癌也会出现这样的症状吗？

早期症状不典型

什么？？？鼻咽癌还可以筛查？咱们从来都没做过……

认知缺乏，筛查率低

这么说，筛查很重要呀，是不是每个人都需要做呢？

如果是，我改天带我爷爷奶奶、外公外婆、爸爸妈妈、弟弟妹妹过来做筛查！

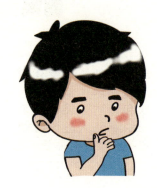

八 去哪里做鼻咽癌筛查

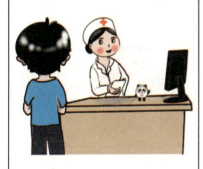

目前我国推荐对鼻咽癌高危人群进行筛查。因此,个人建议先分析一下自己是否属于鼻咽癌高危人群!

如何判断呢?

以下人群属于鼻咽癌的高危人群:

1. EB病毒感染者

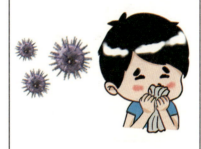

2. 长期吸烟者

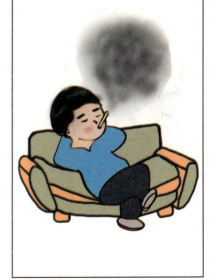

3. 家族中曾有鼻咽癌患者

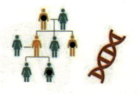

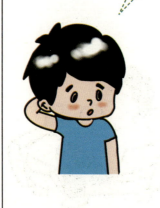

这么说，找女朋友时最好问一下她的家人有没有患鼻咽癌……

4. 出现原因不明的头痛、鼻塞、涕血、耳鸣、听力下降等症状，并且这些症状反复出现者

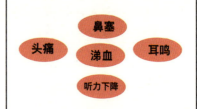

5. 不明原因颈部触摸到无痛性肿大淋巴结者

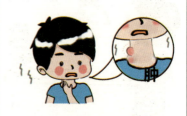

6. 鼻咽癌高发区 30～69 岁的当地居民

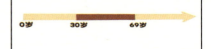

八　去哪里做鼻咽癌筛查

7. 经常接触一些油烟和化学毒物的人群

厨房油烟

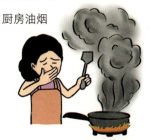

工业废气

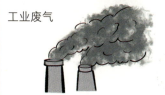

杀虫气雾剂

室内装修有害粉尘气体

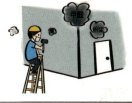

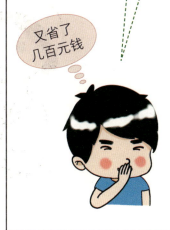

这么说，我虽然是土生土长的广州人，但我今年才26岁，那不是还没到筛查的年龄？

又省了几百元钱

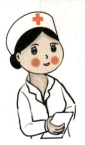

任何癌症的筛查决策，都是综合考虑发病集中人群、高发年龄段和经济负担等因素后决定的。如果个人经济条件允许，又特别害怕患鼻咽癌，那么哪怕不是鼻咽癌高危人群，没到筛查年龄，自己花几百元钱去筛查一下也是挺好的哟！

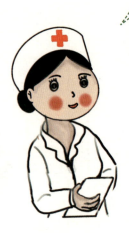